Note

SUR LA

MONOMANIE-HOMICIDE;

PAR M. LE DOCTEUR ESQUIROL.

PARIS,
CHEZ J.-B. BAILLIÈRE, LIBRAIRE,
RUE ET VIS-A-VIS L'ÉCOLE DE MÉDECINE, N°. 13 bis.
A LONDRES, MÊME MAISON,
3 BEDFORD STREET, BEDFORD SQUARE.

1827.

Note

SUR LA

MONOMANIE-HOMICIDE,

PAR M. LE DOCTEUR **ESQUIROL**,

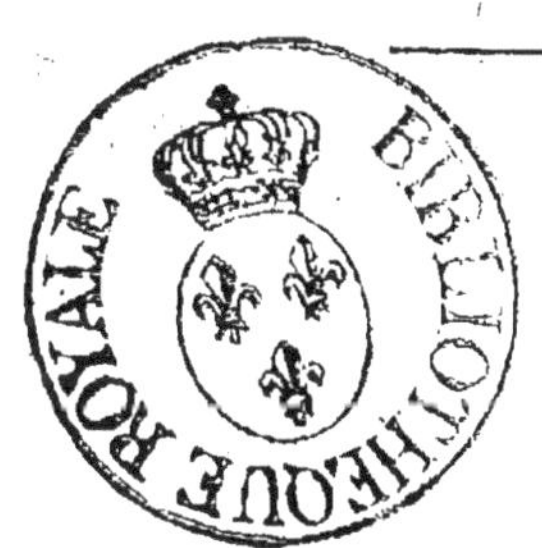

PARIS,

CHEZ J.-B. BAILLIÈRE, LIBRAIRE-ÉDITEUR,

RUE ET VIS-A-VIS L'ÉCOLE DE MÉDECINE, N° 13 bis;

A LONDRES, MÊME MAISON,

3 BEDFORD STREET, BEDFORD SQUARE.

1827.

Nota. *Cette Note est extraite de l'Ouvrage qui vient de paraître sous ce titre :*

Médecine-légale relative aux aliénés, aux sourds-muets, etc, *ou* les Lois appliquées aux désordres de l'Intelligence; traduit de l'allemand de J.-C. Hoffbauer par Chambeyron, avec des notes par MM. Esquirol et Itard. *Paris*, 1827. In-8°. A Paris, chez J.-B. BAILLIÈRE, libraire; rue et vis-à-vis l'École de Médecine n. 13 *bis*.

Note

SUR LA

MONOMANIE HOMICIDE.

Parler d'un fou, c'est pour le vulgaire parler d'un malade dont les facultés intellectuelles et morales sont toutes dénaturées, perverties ou abolies; c'est parler d'un homme qui juge mal de ses rapports extérieurs, de sa position et de son état; qui se livre aux actes les plus désordonnés, les plus bizarres, les plus violens, sans motifs, sans combinaisons, sans prévoyance, etc.

Le public, et même des hommes très-instruits, ignorent qu'un grand nombre de fous conservent la conscience de leur état, celle de leurs rapports avec les objets extérieurs; celle de leur délire. Sont-ils guéris; ils se rappellent ce qui s'est passé, les impressions qu'ils ont reçues, les motifs de leurs actions les plus désordonnées.

Plusieurs coordonnent leurs idées, tiennent des discours sensés, défendent leurs opinions avec finesse, et même avec une logique sévère; ils donnent des explications très-raisonnables et justifient leurs actions par des motifs très-plausibles. Veulent-ils atteindre un but? ils combinent leurs moyens, saisissent les occasions, écartent les obstacles; ils ont recours à la menace, à la force, à la ruse, à la dissimulation, aux prières, aux promesses, aux larmes; ils trompent les plus expérimentés; leur persévérance est invincible.

Convaincus que ce qu'ils sentent est vrai, que ce qu'ils veulent est juste et raisonnable, on ne peut les convaincre d'erreur; leur conviction est quelquefois plus forte que leur jugement. « Vous avez raison, me disait un aliéné; mais vous ne pouvez me convaincre » Néanmoins, quelques-uns sentent le désordre de leurs idées, de leurs affections, de leurs actions; ils en gémissent, ils en ont honte et même horreur; mais leur volonté est impuissante, ils ne peuvent la maîtriser.

Ce qu'on observe chez les maniaques, excepté chez un très-petit nombre, lors même qu'ils ne sont pas dans les intervalles lucides, est bien plus remarquable dans cette espèce de folie dans laquelle l'aliéné, conservant l'usage de presque toute sa raison, ne délire que sur un objet ou sur un petit nombre d'objets; sentant, raisonnant, pensant et agissant d'ailleurs comme il sentait, pensait, agissait lui-même avant d'être malade.

La folie partielle n'a pas toujours pour caractère l'atlération de l'intelligence; quelquefois les facultés affectives sont seules lésées; quelquefois on n'observe de désordre que dans les actions. C'est ce que les auteurs ont appelé *folie raisonnante*.

La folie partielle a été observée dans tous les temps, dans tous les lieux, et décrite par les poëtes, les philosophes, les historiens, les légistes et les médecins. La folie partielle était confondue, tantôt avec la manie, ou la démence furieuse, lorsqu'elle porte à des actes de fureur, tantôt avec la mélancolie, lorsqu'elle est caractérisée par la tristesse, l'ennui, la morosité, la crainte, etc.

Il y a plus de quinze ans que j'ai proposé d'imposer à la folie partielle le nom de *monomanie;* ce mot, exprimant le signe le plus remarquable de ce genre de folie, convient à tous les délires partiels, gais ou tristes, calmes ou furieux, et est devenu un terme générique.

Les espèces de monomanies prennent leur nom de l'objet du délire. Ainsi nous disons, monomanie hypocondriaque, lorsque le délire a pour objet la santé du malade; monomanie religieuse, lorsque le délire roule sur des sujets religieux; monomanie érotique, lorsque les passions amoureuses sont l'objet du délire; monomanie-suicide, lorsque le desir de se tuer domine l'intelligence; monomanie-homicide, lorsque le monomaniaque est porté au meurtre.

La monomanie-homicide est donc un délire partiel, caractérisé par une impulsion plus ou moins violente au meurtre, tout comme la monomanie-suicide est un délire partiel caractérisé par un entraînement plus ou moins volontaire à la destruction de soi-même.

Cette monomanie présente deux formes bien distinctes. Dans quelques cas, le meurtre est provoqué par une conviction intime, mais délirante; par l'exaltation de l'imagination égarée; par un raisonnement faux, ou par les passions en délire. Toujours, le monomaniaque est mû par un motif avoué et déraisonnable, et toujours il offre des signes suffisans du délire partiel de l'intelligence ou des affections.

Dans d'autres cas, le monomaniaque homicide ne présente aucune altération appréciable de l'intelligence ou des affections. Il est entraîné par un instinct aveugle, par *une idée ;* par *quelque chose d'indéfinissable* qui le pousse à tuer ; et même alors que sa conscience l'avertit de l'horreur de l'acte qu'il va commettre, la volonté lésée est vaincue par la violence de l'entraînement ; l'homme est privé de la liberté morale, il est en proie à un délire partiel, il est monomaniaque, il est fou.

Tous les auteurs rapportent des exemples de meurtres commis par des monomaniaques ; poussés par une impulsion réfléchie et motivée, ces malades sont soigneux quelquefois de prendre des précautions pour assurer leurs coups, et même pour en dérober les preuves ; tandis que souvent ils se réjouissent du meurtre qu'ils viennent de commettre, ils s'en accusent aux magistrats, ou restent impassibles auprès de la victime.

M. Pinel cite dans le *Traité de la manie* l'exemple d'un fanatique qui, voulant purifier les hommes par le *baptême de sang*, commence par égorger ses enfans, et allait faire subir le même sort à sa femme, si elle n'avait fui. Seize ans après, la veille de Noël, il égorge deux aliénés renfermés avec lui à Bicêtre, après avoir frappé le surveillant ; « et il eût, ajoute M. Pinel, égorgé tous les habitans de l'hospice, si l'on n'eût arrêté les efforts de sa fureur-homicide. »

Une femme d'un caractère triste se reprochait quelques larcins faits à son mari ; elle se rend au sermon, son imagination s'exalte, et en rentrant chez elle, elle tue un enfant qu'elle chérissait, pour en faire un ange,

Les hallucinations entraînent quelques monomaniaques au meurtre. Un paysan prussien croit voir et entendre un ange qui lui ordonne, au nom de Dieu, d'immoler son fils sur un bûcher. Aussitôt il donne ordre à son fils de l'aider à porter du bois dans un lieu désigné, et d'en faire un bûcher ; celui-ci obéit, son père l'étend sur le bûcher, et l'immole. C'était son fils unique. (*Journal d'Hufeland.*)

M. N., âgé de trente-huit ans, ayant la taille élevée, le teint jaune, l'habitude du corps maigre, le caractère sombre, avait été canonnier; il était journalier. Sujet aux hémorragies nazales, celles-ci se sont dissipées depuis quelques mois ; dès-lors tristesse, abandon du travail; N. se croit ensuite accusé d'avoir commis quelques crimes; désespéré, il essaie de se pendre. On le saigne du pied et du bras, et après quelques tentatives de suicide, on l'envoye à Charenton; agitation d'abord, qui après peu de jours se dissipe ; le malade reste triste, silencieux, son regard est inquiet; on le place dans une salle consacrée aux suicides, afin de le mieux surveiller; le jour suivant, tout-à-coup et sans provocation aucune, il donne à son voisin plusieurs coups de son vase de nuit, se jette sur lui et veut le tuer; il eût exécuté ce dessein si l'on ne fût accouru. On interroge le malade, il répond avec calme qu'il a entendu ses deux frères lui dire de tuer son voisin, qui veut lui faire du mal. Le lendemain, N. paraissait ne point se souvenir de ce qu'il avait fait la veille ; il a continué d'être tranquille, triste, silencieux après cet événement comme il était avant.

Un jeune homme qui depuis six mois, après un accès de manie aiguë, n'avait dit un mot ni exécuté un mouvement volontaire, saisit une bouteille pleine, et la jette à la tête d'un domestique. Il reste immobile et silencieux; il guérit après quelques mois. Je lui demandai alors pourquoi il avait jeté cette bouteille : « parce que, me répondit-il, j'entendis une voix qui me dit : Si tu tues quelqu'un, tu seras sauvé. Je n'avais pas tué l'homme que je voulais atteindre, mon sort ne devait pas changer, je restai silencieux et immobile; au reste, la même voix me répétait sans cesse depuis six mois : Si tu bouges, tu es mort. » Cette menace était la cause de l'immobilité de ce monsieur, qui est mort dix-neuf ans après, dans un accès de manie aigue.

Les aliénés tuent par ressentiment, pour se venger. Madame de Genlis, dans les *Souvenirs de Félicie*, parle d'un aliéné de Charenton fort paisible, et qui mangeait à la table du chef de l'établissement; le malade fut légèrement contrarié, il déroba un couteau, attendit le supérieur dans un passage étroit, le frappa de plusieurs coups et le tua. Ce fait n'a pas été rapporté avec exactitude par l'auteur de *Félicie*.

Les fous tuent ceux qui les approchent, trompés sur les qualités de ces personnes. Mes jours ont quelquefois été mis en danger à la Salpêtrière, par une jeune fille qui était entrée dans l'hospice maniaque et nymphomane; après quelques mois, la manie cessa; mais je devins l'objet des emportemens de cette fille. Habituellement calme, et ne déraisonnant plus, toutes les fois qu'elle me voyait, elle m'adressait des injures. Si elle ne pouvait se précipiter sur moi, elle me jetait tout ce qui tombait sous sa main, pierres, pots d'étain, sabots, etc. ; elle voulait m'ouvrir le ventre, pour me punir de mes dédains. Un jour étant à l'infirmerie pour une maladie accidentelle, elle se laisse aborder avec l'apparence de la douceur ; dès que je suis à sa portée, elle me saisit au collet de mon habit, et m'eût frappé, si elle n'en eût été empêchée. Aux discours de cette malade, on pouvait juger qu'elle me prenait pour un homme qu'elle avait aimé.

J'ai depuis long-temps publié l'observation d'un aliéné dominé par la jalousie, que sa famille crut guéri, qui rentra dans sa maison, et le surlendemain égorgea sa femme et sa belle-sœur.

Une jeune dame d'une constitution nerveuse, d'une imagination très-exaltée, qui avait lu beaucoup de romans, devient profondément mélancolique, à cause d'une longue absence de son mari; rien ne peut la distraire; elle pleure souvent, ne veut pas manger, et répète qu'elle est la plus malheureuse des femmes; elle tombe dans une lypémanie profonde. Son mari arrive; sa présence, loin de diminuer cet état, l'aggrave; plusieurs fois madame a la pensée de tuer ses deux petites filles qu'elle adore ; en les embrassant, elle est tentée de les étrangler ; chaque fois qu'elle les voit sa physionomie s'altère, elle ne veut plus être seule avec elles. Un jour une de ses enfans entre seule dans l'appartement de sa mère, et s'approche d'elle ; celle-ci n'a que le temps de crier, d'appeler du secours pour qu'on fasse retirer sa fille. Cette intéressante dame est confiée à mes soins, après avoir fait quelques tentatives de suicide ; elle est isolée; après neuf mois elle est bien, voit son mari, mais ne lui parle pas de ses enfans. Après quelques visites madame paraît très-bien, très-raisonnable, et même gaie; je la laisse retourner avec son mari. Ils restent à Paris; nulle trace de délire. Madame va dans le monde et y est à merveille; elle fait les honneurs de sa maison; mais elle ne parle presque jamais de ses enfans qui sont en province; si elle demande de leurs nouvelles, c'est rarement, et dans les termes suivans: *Comment vont les petites personnes?* Six mois s'écoulent, le mari hazarde de proposer le rapprochement des enfans, madame ne répond pas, mais l'altération des traits de la face dit assez qu'il n'est pas temps encore. Après trois mois madame parle plus souvent de ses enfans et avec intérêt, le mois suivant elle exprime le desir de les voir, de les rapprocher. Enfin, après dix-huit mois d'absence, elle revoit ses enfans, les accable de caresses, verse un torrent de larmes. Dès cet instant, elle s'occupe d'eux presque exclusivement, et dirige leur éducation avec une tendresse, un dévouement et un courage admirables. Pendant les dix mois que cette dame a passé avec son mari sans ses enfans, rien ne manquait à sa raison, elle ne fuyait ni le monde ni les distractions; elle éprouva à la même époque de grands revers de fortune, et résista à ce nouveau chagrin qui n'altéra en rien sa santé. Cette dame m'a avoué qu'elle avait voulu tuer ses deux petites filles, pour leur épargner le désespoir que lui avait causé l'absence de son mari.

Une excellente mère de famille, à la suite d'un affection morale, et pendant l'allaitement, se croit ruinée; il lui semble voir ses enfans qui sont en bas-âge tendant la main dans la rue pour mendier. Voulant leur épargner cette honte, elle est souvent tentée de les tuer; si son mari ne se fût trouvé auprès d'elle, elle eût précipité son nourrisson par la croisée; elle faisait semblant de l'embrasser, essayant de l'étrangler. Désespérée de son état, qu'elle sentait très-bien, elle a fait un grand nombre de tentatives de suicide. Cette dame me fut confiée, et a guéri après plusieurs mois, et n'a cessé depuis d'être la plus parfaite des mères.

M. Gall rapporte l'histoire de *Prohaska*, soldat prussien qui, jaloux de son officier qu'il croyait amoureux de sa femme, tua celle-ci, après l'avoir fait approcher du sacrement, l'avoir tendrement embrassée, et cassa ensuite la tête à ses deux enfans. Après ce triple meurtre, Prohaska se rendit à son quartier, raconta paisiblement ce qu'il venait de faire, en ajoutant ces mots: « Qu'il vienne lui en conter, maintenant. » Il est des individus qui, résolus à terminer leur existence, commettent un meurtre, espérant par-là ne pas éviter la mort, qu'ils n'osent pas se donner par divers motifs: les uns, parceque le courage leur manque; les autres, pour avoir le temps de se réconcilier avec Dieu, avant que de subir le châtiment de la justice; enfin il en est qui tuent pour se retrouver dans une autre vie avec les objets de leurs affections. Une femme, bien décidée à se noyer, emporte avec elle son enfant; se précipite dans la rivière, le tenant embrassé. Une dame se croyant poursuivie par la police et les tribunaux, fait d'innombrables tentatives de suicide, afin d'éviter une mort ignominieuse. Plusieurs fois elle essaye de tuer son mari qu'elle adore; en lui donnant la mort et se la donnant après, ils ne se quitteront plus. Elle cache des couteaux pour accomplir ses desseins;

une fois elle veut écraser la tête à son mari avec une grosse pierre qu'elle avait furtivement montée dans son appartement.

Il y a quelques années que nous avions à la Salpêtrière une femme de la campagne qui voulait mourir; n'ayant pas le courage de se tuer, elle répétait souvent : « Il faut que je tue quelqu'un pour qu'on me fasse mourir. » Elle avait fait des tentatives sur sa mère. Dans l'hospice elle essaya de tuer une employée, quoique ce penchant fût contenu par la crainte. Elle répétait plusieurs fois le jour : Faites-moi mourir, ou je tuerai quelqu'un. Elle était très-maigre, ne mangeait point, elle était triste, son regard était fixe.

Tous ces monomaniaques dont nous venons de parler sont entraînés par un délire partiel, par une idée fixe, par l'exaltation de l'imagination, par l'égarement des passions, par l'erreur du jugement; tous ont un motif connu et avoué; ils obéissent à une impulsion réfléchie et même avec préméditation; plusieurs, ou se sont tués, ou ont fait des tentatives de suicide; quelques-uns ont pris des précautions pour accomplir leurs desirs; ils ont donné des signes de folie avant ou après; un très-petit nombre a cherché à fuir ou à se cacher. Il paraît que tous avaient la conscience qu'ils commettaient une mauvaise action, excepté ceux qui obéissaient à un égarement religieux. En observant de près ces malades on eût reconnu quelques désordres physiques; quelquefois ces troubles des fonctions de nutrition sont évidens.

Mais, avons-nous dit plus haut, il existe une espèce de monomanie-homicide dans laquelle on ne peut observer aucun désordre intellectuel; le meurtrier est entraîné par une puissance irrésistible, par un entraînement qu'il ne peut vaincre, par une impulsion aveugle, par une détermination irréfléchie; on ne peut deviner ce qui le porte sans intérêt, sans motifs, sans égarement intellectuel, à un acte aussi atroce et aussi contraire aux lois de la nature.

Cet état de l'homme est impossible. Votre monomanie est une supposition; c'est une ressource moderne et commode, tantôt pour sauver des coupables et les soustraire à la sévérité des lois, tantôt pour priver arbitrairement un citoyen de sa liberté!

Tout homme qui a la conscience de son être peut résister à ses penchans, surtout lorsque ces penchans sont affreux et révoltent tous les sentimens. Il doit puiser des motifs de résistance dans la religion, dans les devoirs sociaux, dans la crainte du châtiment, etc. S'il ne triomphe pas, il est coupable. L'homme ne peut perdre son libre arbitre que par l'égarement de sa raison; or, selon les médecins, ces malades sont raisonnables. Mais, répondent les médecins, si l'intelligence peut être pervertie ou abolie; s'il en est de même de la sensibilité morale, pourquoi la volonté, ce complément de l'être intellectuel et moral, ne serait-elle pas troublée ou anéantie? Est-ce que la volonté, comme l'entendement et les affections, n'éprouve pas des vicissitudes, suivant mille circonstances de la vie? Est-ce que l'enfant et le vieillard ont la même force de volonté que l'adulte? Est-ce que la maladie n'affaiblit pas l'énergie de la volonté? Est-ce que les passions n'amollissent pas ou n'exaltent pas la volonté? Est-ce que l'éducation et mille autres influences ne modifient pas l'exercice de la volonté? S'il en est ainsi, pourquoi la volonté ne serait-elle pas soumise à des troubles, à des perturbations, à des faiblesses maladives ; quelque incompréhensible que cet état soit pour nous? Comprenons-nous mieux les maladies qui ont pour caractère la perversion de l'intelligence ou celle de la sensibilité morale?

Mais quittons ces discussions pour rentrer dans l'étude des faits dont l'autorité est inévitable.

Platner et Michel Ethmuller ont rapporté quelques faits de monomanie-homicide qu'ils nomment mélancolie-homicide ; c'est, disent-ils, un trouble de l'esprit sans égarement de la raison.

M. Pinel, dans le *Traité de la Manie*, pag. 156, s'exprime ainsi : « Je ne fus pas peu surpris de voir plusieurs aliénés qui n'offraient à certaines époques aucune lésion de l'entendement, et qui étaient dominés par un instinct de fureur, comme si les facultés effectives seules avaient été lésées. » Il justifie sa surprise par plusieurs observations, parmi lesquelles je choisis la suivante :

Un homme livré autrefois à un art mécanique, et ensuite renfermé à Bicêtre, éprouve par intervalles réguliers des accès de fureur marqués par les symptômes suivans : d'abord, sentiment d'une ardeur brûlante dans les intestins, avec une soif intense et une forte constipation ; cette chaleur se propage par degré à la poitrine, au cou, à la face avec un coloris plus animé ; parvenue aux tempes, elle devient encore plus vive, et produit des battemens très-forts et très-fréquens dans les artères de ces parties, comme si elles allaient se rompre ; enfin l'affection nerveuse gagne le cerveau, et alors l'aliéné est dominé par un penchant sanguinaire irrésistible; et s'il peut saisir un instrument tranchant, il est porté à sacrifier avec une sorte de rage la première personne qui s'offre à sa vue. Il jouit cependant à d'autres égards du libre exercice de sa raison, même durant ses accès; il répond directement aux questions qu'on lui fait et ne laisse échapper aucune incohérence dans les idées, aucun signe de délire; il sent même profondément toute l'horreur de sa situation; il est même pénétré de remords comme s'il avait à se reprocher ce penchant forcené. Avant sa réclusion à Bicêtre, cet accès de fureur le saisit un jour dans sa maison; il en avertit à l'instant sa femme qu'il chérissait d'ailleurs, et il n'eut que le temps de lui crier de prendre vite la fuite pour se soustraire à une mort violente. A Bicêtre, mêmes accès de fureur périodique, mêmes penchans automatiques à des actes d'atrocité dirigés quelquefois contre le surveillant, dont il ne cesse de louer les soins compatissans et la douceur. Ce combat intérieur que lui fait éprouver une raison saine en opposition avec une cruauté sanguinaire, le réduit quelquefois au désespoir, et il a cherché souvent a terminer par la mort cette lutte insupportable. Un jour il parvint à saisir le tranchet du cordonnier de l'hospice, et il se fit une profonde blessure au côté droit de la poitrine et au bras, ce qui fut suivi d'une violente hémorrhagie; une réclusion sévère et le gilet de force ont arrêté le cours de ses projets suicides (1).

(1) Pinel, *Traité de l'aliénation mentale*, Paris, 1809, in-8°, page 157.

Gall rapporte un grand nombre d'exemples de monomanie-homicides. (1) M. Mayer, chirurgien d'un régiment, lui montra un soldat à qui le chagrin d'avoir perdu sa femme qu'il aimait beaucoup avait affaibli le corps et occasioné une irritabilité excessive. Il finit par avoir tous les mois des acces de convulsions; il s'apercevait de leur approche, et comme il ressentait par degré un penchant irrésistible à tuer à mesure que l'accès était près d'eclater, il suppliait avec instance qu'on le chargeât de chaines. Au bout de quelques jours l'accès et le penchant se radoucissaient et lui-même indiquait l'époque où sans danger on pouvait le mettre en liberté.

Je connais, dit M. Gall, une femme de ving-tsix ans, à présent bien portante, qui a été atteinte de la folie-homicide. Elle éprouvait, surtout à l'époque des règles, des angoisses inexprimables; la tentation de se détruire, de tuer son mari et ses enfans qui lui étaient infiniment chers; c'est en frémissant de terreur qu'elle prévoyait le combat qui allait se livrer dans son intérieur entre ses devoirs, ses principes de religion et l'impulsion qui la pousse à l'action la plus atroce. Depuis long-temps elle n'avait pas le courage de baigner le plus jeune de ses enfans; car une voix intérieure lui disait sans relâche : « Laisse-le couler, laisse-le couler ».

(1) *Sur les fonctions du cerveau, et sur chacune de ses parties*, avec des observations sur la possibilite de reconnaître les instincts, les penchans, les talens, ou les dispositions morales et intellectuelles des hommes et des animaux par la configuration de leur cerveau et de leur tête, Paris, 1825. Chez Baillière.

Souvent elle avait à peine la force et le temps nécessaires pour jeter loin d'elle un couteau qu'elle était tentée de plonger dans son propre sein et celui de ses enfans. Entrait-elle dans la chambre de ses enfans et de son mari et les trouvait-elle endormis, l'idée de les tuer venait aussitôt la saisir. Quelquefois elle fermait précipitamment sur elle la porte de cette chambre, elle en jetait au loin la clé afin de n'avoir point la possibilité d'y rentrer.

A ces faits auxquels nous aurions pu en associer plusieurs autres recueillis particulièrement par les médecins allemands, nous en raporterons plusieurs qui nous sont personnels, ou qui nous sont communiqués par des témoins irrécusables, ou que nous avons pris dans quelques dissertations sur la monomanie-homicide, publiés de nos jours par des médecins, à l'occasion de meurtres inouis qui ont effrayé le public et attiré la sollcitude des magistrats.

M. Marc, dans son excellente *Consultation médico-légale* pour H. C., après avoir cité plusieurs faits empruntés à Metzger, rapporte les observations suivantes : « Dans une maison respectable d'Allemagne, une mère de famille rentre chez elle ; une domestique contre laquelle on n'avait jamais eu le moindre sujet de plainte paraît dans une grande agitation ; elle demande à parler seule à sa maîtresse, se jette à ses genoux, et lui demande en grâce de quitter sa maison. Sa maîtresse, étonnée d'une semblable demande, veut en connaître le motif, et elle apprend que toutes les fois que la malheureuse domestique déshabille l'enfant de cette dame, elle est frappée de la blancheur de ses chairs, elle éprouve le désir presque irrésistible de l'éventrer; elle craint de succomber et préfère s'éloigner ». Cet événement s'est passé, ajoute M. Marc, dans la famille de M. le baron de Humbolt.

« Une jeune dame qui s'était retirée dans une maison de santé, éprouvait des désirs homicides dont elle ne pouvait indiquer les motifs. Elle ne déraisonnait sur aucun point, et chaque fois qu'elle sentait cette funeste propension se reproduire et s'exalter, elle versait des larmes, suppliait de lui mettre la camisolle de force qu'elle gardait patiemment jusqu'à ce que l'accès, qui durait quelquefois plusieurs jours, fût passé. »

« Un chimiste distingué, poète aimable, d'un caractère naturellement doux et sociable, vint se constituer prisonnier dans une maison de santé du faubourg Saint-Antoine. Tourmenté du désir de tuer, il se prosternait au pied des autels et implorait la Divinité de le délivrer d'un penchant si atroce et de l'origine duquel il n'a jamais pu rendre compte. Lorsque ce malade sentait que sa volonté allait fléchir sous l'empire de ce penchant, il accourait vers le chef de l'établissement et se faisait lier avec un ruban les pouces l'un contre l'autre. Cette frêle ligature suffisait pour calmer le malheureux R. qui cependant a fini par exercer une tentative d'homicide sur un de ses gardiens, et par périr dans un accès de manie avec fureur. » (*Marc*, *id.*)

Une femme de la campagne, âgée de vingt-quatre ans, raconte M. le docteur Michu, dans un *Mémoire sur la monomanie-homicide*, d'un tempérament bilieux-sanguin, ayant des mœurs simples et de bonnes habitudes, mais peu communicative, était accouchée de son premier enfant depuis dix jours, lorsque, subitement, ayant les yeux fixés sur lui, elle se sentit agitée par le désir de l'égorger. Cette idée la fit frémir; elle porta aussitôt son enfant dans son berceau et sortit afin de se soustraire à ce funeste penchant. Rentrée chez elle auprès de ce petit être qui réclamait son sein, elle éprouva l'impression qui la portait à lui donner la mort; elle s'éloigna de nouveau, elle porta ses regards vers le ciel, se rendit à l'église et se mit en prières.

La journée n'avait été pour cette malheureuse mère qu'un combat entre l'idée d'ôter la vie à son enfant et la crainte de succomber à son penchant. Elle garda jusqu'au soir le secret de ses agitations. Ce fut son curé, vieillard respectable, qui le premier en reçut la confidence. Ce digne ecclésiastique l'entretint dans les espérances que donne la religion, et, en homme aussi prudent qu'instruit, il lui conseilla de prendre les avis d'un médecin, et il la fit surveiller jusqu'au lendemain. Arrivé près de la malade, continue M. Michu, elle me parut sombre, et son air annonçant la honte de sa position. Questionnée sur la tendresse qu'elle devait avoir pour son enfant, elle nous répondit : *Je sens bien qu'une mère doit aimer son enfant; si je ne l'aime pas, cela ne dépend pas de moi.*

Rien digne d'être noté ne s'offrit à notre examen si ce n'est la constipation et la diminution de l'appétit... Nous insistâmes pour que l'enfant fût éloigné de sa mère. Huit jours ne s'étaient pas écoulés que la malade revint à des dispositions plus heureuses. Elle vit son enfant; mais on jugea convenable de le laisser avec sa nourrice.

Le 7 octobre 1826, dit M. Georget (*Archives génér. de médecine*, avril 1827, page 501), la femme d'un cordonnier nommé N., vint me demander des conseils pour un état qui la mettait au désespoir ; elle avait l'apparence de la santé, elle dormait bien, avait bon appétit, ses règles étaient régulières, elle n'éprouvait aucune douleur, la circulation n'offrait rien de particulier; mais la femme N. se plaint d'avoir des *idées* qui la portent à immoler ses quatre enfans, quoiqu'elle les aime, dit-elle, plus qu'elle-même; elle craint alors de faire un mauvais coup ; elle pleure, se désespère, elle a envie de se jeter par la fenêtre; dans ces momens elle devient rouge, elle ressent une impulsion irrésistible et non motivée, ce qui lui donne un saisissement et un tremblement général.

Elle n'a pas de mauvaises idées contre les autres enfans; elle a soin de fuir les siens, de se tenir hors de chez elle, de rester chez une voisine, de cacher couteaux et ciseaux ; on n'observe aucune autre lésion mentale. Cette femme ne peut plus travailler dans une manufacture où elle était occupée, attendu qu'elle a besoin d'être aidée par deux de ses enfans, et qu'elle ne veut pas les avoir si près d'elle ; elle ne reste point oisive ; lorqu'elle n'a rien à faire, elle monte et descend les escaliers un grand nombre de fois pour faire diversion à ses idées. Cet état dure depuis le 8 septembre 1826. Trois mois auparavant la malade avait éprouvé une vive contrariété étant dans ses règles. Celles-ci continuèrent à couler et sont revenues avec régularité; elle n'a pas eu l'esprit frappé par le récit de crimes extraordinaires; mais elle avait eu un accès trois ans auparavant.

M. Lallemand, chirurgien en chef de la Salpétrière a ordonné des bains, la valériane, un vésicatoire entre les épaules.

Madame... âgée de trente-six ans, d'une constitution forte, d'un caractère difficile, excellente fille, excellente mère, à l'âge de quatorze ans jouissait d'une très-bonne santé, au moins en apparence; elle avait de l'embonpoint quoiqu'elle ne fût point encore réglée. Tous les signes de la puberté étaient très-prononcés; à chaque époque menstruelle, ou mieux tous les mois, mademoiselle se plaignait de céphalalgie; ses yeux étaient rouges, elle était inquiète, irascible, sombre; bientôt la face s'injectait fortement ainsi que les yeux; tout était une contrariété; tout était un motif d'irritation; elle cherchait dispute particulièrement à sa mère, enfin elle s'abandonnait à la colère la plus violente; dans cet état, sa mère était toujours l'objet de ses emportemens, de ses injures, de ses menaces, de ses malédictions. Quelquefois elle a fait des tentatives de suicide, elle a saisi deux ou trois fois un couteau, une fois je l'ai retenue, ainsi armée, se précipitant sur sa mère. Lorsque l'accès était arrivé à ce haut dégré, le sang s'échappait par la bouche, par le nez, quelquefois par les yeux; alors survenaient des pleurs, un tremblement général, froid des extrémités, des douleurs convulsives dans tous les membres, des regrets suivis d'un long affaissement. Cet état de souffrance persistait pendant plusieurs heures.

Pendant la dernière période de l'accès, mademoiselle se roulait par terre, frappait sa tête contre les murs, contre les meubles; elle se donnait des coups de poing, s'égratignait la figure. Sa physionomie, habituellement très-douce, devenait hideuse ; la coloration de la face, des oreilles, du cou, était d'un rouge violet, la tête était brûlante, les extrémités très-froides.

Dès le début de l'accès, qui durait un ou deux jours, on voyait les accidens s'aggraver progressivement jusqu'à sa plus haute période. D'abord le regard était sombre, le teint animé, le caractère difficile, exigeant, querelleur ; un geste, un regard, un refus, étaient la cause d'un grand mécontentement ; bientôt le moindre incident était l'occasion d'une vive irritation, d'une violente contrariété ; enfin la colère éclatait. Quelquefois les accidens se calmaient par des soins, des prévenances, par l'arrivée d'un étranger, par la présence d'un oncle qu'on aimait. Souvent aussi l'accès s'exhalait en plaintes pénibles, injustes, contre toutes les personnes de la maison. Mademoiselle... s'emportait particulièrement contre sa maman ou contre une sœur plus jeune ; il lui arrivait de provoquer les occasions de querelles, afin de précipiter la marche de l'accès et arriver à la période de colère. Dans ce dernier état, elle ne souffrait plus, tandis qu'auparavant elle éprouvait des douleurs atroces dans le corps, surtout à la tête.

L'accès fini, Mademoiselle... était bonne pour sa maman et lui demandait pardon, en lui prodiguant des marques de tendresse. Plusieurs fois je lui ai donné des avis, je l'ai engagée à se vaincre dès les premiers signes de l'accès, lui représentant combien sa conduite était condamnable, dangereuse ; alors elle pleurait. *Pourquoi m'a-t-on faite comme cela : je voudrais être morte : que je suis malheureuse ; je ne puis me retenir lors-*

que je suis arrivée dans mes colères, disait-elle avec amertume, *je ne vois plus rien, je ne sais ce que je fais ni ce que je dis.* Elle n'avait pas le souvenir de toutes les circonstances de ces accès, et niait avec surprise et regret les particularités qu'on lui racontait. A l'âge de seize ans les accès de colère furent souvent remplacés par des convulsions hystériques; la maladie diminua progressivement et ne cessa qu'à dix-sept ans, époque où les règles parurent, quoiqu'en très-petite quantité : le mariage a fait disparaître tout acccident nerveux, quoique cette dame fût irrégulièrement et très-peu abondamment menstruée. Dans aucun temps on n'a observé la plus légère trace de lésion intellectuelle.

Cette dame est excellente mère, et très-bonne fille; mais elle a conservé un caractère parfois difficile, et une disposition à la mélancolie.

M. N., âgé de vingt-un ans, d'une taille élevée, maigre, d'une constitution nerveuse, a toujours eu le caractère sombre, bourru. Ses qualités morales sont peu développées. Privé de son père dès l'âge de quatorze ans, il était sans tendresse, sans épanchement pour sa mère.

A dix-huit ans, sa tristesse augmente; il fuit les jeunes gens de son âge, vit isolé; il travaille avec assiduité dans un magasin; ni ses discours ni ses actions n'indiquent la folie; mais il déclare qu'il se sent une sorte d'impulsion qui le porte au meurtre; qu'il est des instans où il aurait plaisir à répandre le sang de sa sœur, à poignarder sa mère. On lui fait sentir toute l'horreur de ses désirs, et les peines qui attendent ceux qui les satisfont, il répond froidement : *Alors je ne suis plus le maître de ma vôlonté*. Plus d'une fois, quelques minutes après avoir embrassé sa mère, il devient rouge, son œil est brillant, et il s'écrie : *Ma mère, sauvez-vous, je vais vous égorger*. Bientôt après il se calme, verse quelques larmes et s'éloigne. Un jour il rencontre, dans les rues, un militaire Suisse, saute sur son sabre, veut l'arracher de vive-force pour égorger ce militaire, qu'il ne connaît pas. Un autre jour, il attire sa mère dans la cave, et veut la tuer avec une bouteille.

Depuis six mois que ce jeune homme est dominé par cette horrible impulsion, il dort peu, souffre de la tête; il ne veut voir personne; il est insensible au chagrin de sa famille; mais il n'offre nul délire dans ses discours.

Conduit à la maison de Charenton, M. N. raconte avec le plus grand sang-froid *qu'il a été cinq ou six fois sur le point de tuer sa mère et sa sœur*; qu'il n'en aurait pas de regret, puisqu'elles le font enfermer; qu'il n'obéira à personne; qu'au reste, *il n'a aucun motif pour en vouloir à sa mère et à sa sœur; qu'il n'a point d'idée fixe*. Bains tièdes, applications de sangsues pendant les deux premiers mois. Il rend compte de tout ce qu'il a éprouvé; il sent sa position nouvelle, réclame sa liberté; lit, calcule, se promène seul, ne se lie avec personne; il ne dit et ne fait rien de déplacé, il n'a plus le désir de verser le sang. Cependant sa figure a quelque chose de convulsif; sa physionomie exprime la tristesse et le mécontentement. Dans les premiers jours du troisième mois, sa face se colore, ses yeux sont brillans, N. parle avec véhémence et en termes peu polis; *on veut le perdre ; il a vu des spectres sinistres ; il a entendu des paroles dont le sens n'est que trop clair :* il ne dort pas; cet état persiste pendant huit jours.

Pendant les trois mois qui suivent, les mêmes accidens se renouvellent, mais ils ont moins de durée.

Bains, purgatifs, sangsues.

Le corps prend de l'accroissement, les membres se développent; le malade est plus docile, plus communicatif; il recherche la distraction, se rend dans la salle de réunion, voit sa mère et sa sœur; il réclame sa sortie, assurant qu'il se sent bien, et qu'il n'a plus d'idées sinistres. Au mois de février 1816, je lui fais entrevoir sa sortie comme prochaine; il devient plus gai ; il consent à toutes les précautions qu'on se propose de prendre lorsqu'il sera sorti de la maison. Enfin, après dix-huit mois d'isolement, il est rendu à sa famille le 10 avril de la même année. Il témoigne depuis un grand attachement pour sa mère et pour sa sœur, les traite avec égard et amitié ; il travaille dans le commerce avec activité et intelligence; et rien, depuis quinze mois, n'a troublé le calme et les affections de ce jeune homme.

Madame C. G., âgée de trente-quatre ans, d'un tempéramment bilioso-nerveux, d'une constitution sèche, d'un caractère doux, d'une grande susceptibilité, d'une imagination facile à se préoccuper des choses les plus simples, les plus indifférentes, élevée dans un couvent, jouissant d'une bonne santé, se marie à dix-neuf ans. Sa fortune est aisée ; les soins du ménage l'occupent d'abord ; mais bientôt ils la fatiguent, et tout-à-coup, sans motif excitant aucun, elle est frappée de l'idée *qu'elle a des mains, et qu'elle pourrait s'en servir pour tuer.* Elle qui répugne à tuer une mouche, qui tomberait en syncope si elle voyait égorger un poulet! Cette idée la préoccupe, et ne tarde pas à l'assiéger et la nuit et le jour; elle devient une idée fixe contre laquelle madame G. s'indigne, se révolte; et plus elle fait d'efforts pour la repousser, plus elle en est importunée.

Mad. G. éprouve des maux de tête, un embarras, un sentiment de brûlure dans la partie inférieure de la poitrine; des étouffemens, du dégoût pour les alimens, des rapports acides, des vomissemens, des digestions pénibles, une constipation opiniâtre; à peine elle peut goûter le sommeil; elle invoque la mort comme le seul remède qui puisse la débarasser des idées, des angoisses horribles qui l'accablent. A table, elle dit aux personnes qui sont avec elle : *Voilà des couteaux ! je pourrais bien les prendre et vous tuer.* Sa belle-sœur lui dit un jour en riant : *Venez me tuer, je ne crains rien.* Ce propos lui fait le plus grand mal, lui inspire de la haine pour sa sœur; elle a été longtemps avant de se décider à la revoir. La même idée tourmente madame G. pendant sept ans, et disparaît presque tout-à-coup.

Après quelque temps de calme, de santé parfaite, madame G. éprouve de nouveaux tourmens; elle ne peut jamais être satisfaite du service de ses domestiques; elle sent qu'ils ne peuvent mieux faire, que son mécontentement est ridicule, elle ne peut se délivrer de cette nouvelle importunité; les mêmes symptômes physiques qui avaient accompagné la première idée fixe se développent. Après deux à trois ans madame G. abandonne ses préventions involontaires et non fondées; mais d'autres idées, tout aussi futiles, et plus bizarres les unes que les autres, viennent la préoccuper, et troubler sa santé physique qui s'était améliorée. Néanmoins, madame G. conserve d'ailleurs la plénitude de sa raison. Des distractions de toute espèce, des voyages, des remèdes, rien ne fait cesser ces préoccupations, qui constituent une véritable monomanie.

A trente-deux ans, après treize ans de mariage, madame G. devient enceinte pour la première fois; elle s'en réjouit, persuadée comme on le lui avait fait espérer, que la grossesse, que l'accouchement, que le soin de son enfant la délivreront entièrement de ses tourmens; vaine espérance! les mêmes obsessions continuent; elles diminuent un peu lors de l'accouchement. Rétablie de celui-ci, madame G. va à la campagne; une paysane lui dit qu'elle devrait habiller une sainte vierge; madame G. ne croit pas à l'efficacité de ce moyen; cependant son esprit se préoccupe de ce conseil, et elle est tourmentée jusqu'à ce qu'elle ait fait habiller richement une statue de la vierge en pierre, grossièrement faite, mutilée par le temps et gisant dans une cour. Cela fait, son imagination n'en est pas plus calme. Une autre personne lui conseille de faire un pélerinage : elle n'a plus de repos que ce pélerinage ne soit accompli. Madame G. n'est rien moins que dévote; néanmoins elle se reproche de n'avoir pas fait ce pélerinage comme elle le devait; elle en fait un second, un troisième; les idées les plus puériles ne tourmentent pas moins son imagination. Elle reçoit sa couturière, fille pieuse qui lui demande si elle a fait dire une messe de telle manière ; elle se récrie, et promet bien de ne plus rien faire de ce genre. Cependant l'idée de faire dire une messe se représente à son esprit, et bientôt elle éprouve une impulsion irrésistible à faire dire cette messe. Une messe n'est pas plus tôt dite, qu'il en faut une seconde, une troisième, dix, vingt, trente ; en peu de temps madame G. a dépensé une somme assez considérable à faire dire des messes ; plus elle en fait dire, plus elle se sent entraînée à en faire dire : il faut qu'elles soient dites d'une manière toute particulière ; les prêtres auxquels madame s'adresse refusent de dire les messes ainsi qu'elle le desire ; le besoin de faire dire ces messes, et de cette manière particulière, n'en devient que plus impérieux ; il trouble la santé physique de madame, lui occasione de l'insomnie, des étouffemens, des chaleurs, des douleurs au bas-ventre ; un tel état d'angoisse enfin, qu'elle se sent disposée à se donner la mort pour mettre un terme à ses maux. Madame G. conserve sa raison, se rit de ces pratiques et de sa puérilité ; cependant au printemps de 1827, madame s'isole de sa famille, réclame mes soins ; je prescris des bains généraux, des bains de fauteuil, des boissons raffraîchissantes, des purgatifs ; et défends de faire dire des messes. L'imagination se calme un peu, la santé physique s'améliore ; le sommeil se rétablit ; mais un rien préoccupe madame G., et réveille le desir de faire dire des messes.

Le 27 juin 1826, je reçus de Clairac la lettre suivante,

signée Jaquier, pasteur du culte protestant. M. Serres, qui était à cette époque dans sa famille, ajouta par *post-scriptum* : Ce fait a lieu dans ma ville natale, où je me trouve actuellement.

« Appelé par les devoirs de ma vocation auprès d'une malheureuse femme qui, me dit-on, se trouvait dans la situation la plus déplorable, et poursuivie par l'idée d'égorger son enfant, je me rendis auprès d'elle; et là, seul avec la personne avec laquelle elle avait entamé la confidence, j'écoutai son récit, et lui adressai diverses questions touchant son état. Je dois dire d'abord que la personne dont il s'agit, âgée de vingt-cinq à vingt-six ans, est d'une complexion extraordinairement forte, et très-colorée; elle est mère de deux enfans dont le plus âgé a quatre ou cinq ans. Quand je la vis la première fois elle était dans un état difficile à décrire. On aurait dit un criminel qu'on allait conduire au supplice. Ses yeux étaient rouges et enflammés, par suite des larmes qu'elle avait versées. Je la rassurai du mieux qu'il me fut possible, lui témoignant le plus vif intérêt. Lorsqu'elle fut un peu remise elle me raconta qu'étant un jour à laver du linge à la rivière, des femmes avaient fait une histoire (c'était précisément celle de la fille Cornier). Elle se retira sans aucune impression fâcheuse; mais le lendemain, voyant son fils aîné près d'elle, elle devint inquiète, agitée; elle entendit *quelque chose* (ce sont ses propres expressions) qui lui avait dit : *prend-le*, *tue-le*. Dès-lors, c'est-à-dire depuis un mois, elle fut tourmentée de ce même désir d'égorger son enfant; elle lutta vainement pour l'éteindre, il existait encore. Peu de jours après le récit de l'histoire précitée, elle se trouva seule avec l'enfant; il y avait dans la cuisine un grand couteau destiné à couper la viande (désigné dans le pays sous le nom de *marassin*); alors l'idée de tuer s'était présentée à elle avec plus de force, et pour ne pas la mettre à exécution, elle avait pris le marassin dans son tablier et était allée le jeter à la rivière. Poursuivie par la même idée, qui l'empêchait de dormir et qui ne la quittait ni jour ni nuit, elle avait tenté à plusieurs reprises de s'empoisonner, comme étant le meilleur moyen de résister à la fatalité qui semblait la pousser.

La belle-mère, demandant le marassin, et s'occupant de le chercher, la jeune femme dit que c'était inutile, et fit connaître son secret. Lorsque je la vis, je lui demandai si elle avait quelque sujet de mécontentement dans sa maison? elle répondit qu'elle n'avait à se plaindre de personne : si elle avait quelque préférence pour l'un de ses enfans? elle m'assura que si elle en avait, c'était précisément pour celui qu'elle était portée à égorger, et qu'elle ne pouvait voir depuis un mois sans être frappée de cette idée : *Il faut que tu le tues; tue le donc*, etc. Je demandai ce qu'elle pensait de cela, desirant savoir si elle n'était point dominée par quelque idée de superstition ou de fanatisme; elle me répondit là-dessus d'une manière si précise, que j'en fus moi-même étonné. J'insistai en parlant d'Abraham, de Jésus-Christ (c'était la veille du Vendredi saint), et je demandai si par hasard elle n'attacherait pas à son projet quelque idée de sacrifice; elle me répondit fortement que non; qu'elle savait bien que Dieu ne commandait pas un tel sacrifice, et que c'était bien là ce qui l'avait retenue. Je la rassurai du mieux qu'il me fut possible, et comme elle me dit qu'elle ne faisait que pleurer et prier, je lui recommandai de ne faire que de courtes prières, et de ne lire que peu et souvent de très-bonnes choses.

Un jour la malheureuse, résolue toujours de se détruire, sortit de chez elle pour aller chercher de l'eau-forte, et ne fut arrêtée que par ce qu'elle se dit à elle-même chemin faisant : *Pourtant, que dira-t-on de moi?* Cette idée la fit rétrograder, et elle rentra chez elle où elle s'abandonna à toute la violence de son désespoir.

Le docteur Marc m'adressa au mois de juillet 1826 une malade que j'invitai à entrer dans la maison royale de Charenton, où elle resta pendant trois mois.

Madame N., âgée de trente ans, mère de quatre enfans, est issue d'un père qui est d'une susceptibilité remarquable. Elle-même, d'une taille petite, les yeux vifs, le teint coloré, est très-nerveuse; la plus légère surprise, la plus légère frayeur supprime ses règles. Depuis sa dernière couche, il y a quatorze mois, elle est d'une grande susceptibilité, et d'une plus grande mobilité; elle a eu plusieurs accès hystériques sans convulsions, mais avec tremblement général. Cette dernière couche, quoique heureuse, avait été suivie de céphalalgie, d'étourdissemens, de vertiges, de douleurs abdominales, de maux d'estomac violens et presque continuels. Ces symptômes se dissipèrent, excepté l'épigastralgie qui désormais fut intermittente.

Depuis lors, sans cesser d'être maîtresse de ses idées, madame N. est d'une versatilité irrésistible dans ses affections; elle est alternativement gaie, triste, confiante, ombrageuse, capable de tout entreprendre; l'instant d'après, faible et pusillanime, elle a des craintes imaginaires, qu'elle regarde comme puériles.

C'est dans cet état que madame N. entend parler du meurtre de la fille H. Cornier; aussitôt elle est saisie de l'idée de tuer son enfant. Cette idée, qui se réveille souvent depuis, excite au suicide. « Un jour, dit la malade, je taillais une plume, mon enfant entre, aussitôt je sens le plus violent désir de l'assassiner. Je repousse cette pensée; je me demande, de *sang-froid*, pourquoi j'ai des intentions aussi cruelles. Quoi donc peut me les inspirer?... Je ne trouve en moi aucune réponse. Le même désir se renouvelle, je résiste faiblement; je suis vaincue, je vais consommer le crime. Un nouvel effort m'arrête, je porte rapidement le canif à ma gorge, en me disant : il vaut mieux, méchante femme, que ce soit toi qui périsses. »

Madame N. entre volontairement, et d'après mes conseils, à la maison de Charenton; à son arrivée, ses discours, ses actions, sont d'une raison parfaite. La malade est douce, affable, laborieuse; elle raconte sans émotion l'histoire de sa maladie, me témoigne beaucoup de confiance, et demande avec une sorte d'empressement quels médicamens on lui administrera. *C'est quelque chose qui me pousse derrière les épaules*, m'a-t-elle répondu lorsque je lui demandais la cause de ses sinistres pensées.

Néanmoins, elle n'est pas contente d'elle-même; elle se plaint de son indifférence pour sa maison, pour son mari, pour ses enfans, ne songeant pas à eux, enfin pour sa nouvelle position qui ne lui cause ni chagrin ni ennui.

Le 10 août 1826, quinze jours après son entrée, et quatre avant l'époque menstruelle, malaise général, céphalalgie, douleurs sourdes à l'épigastre, enduit muqueux de la langue; bouche amère, teint jaune, pommettes colorées, physionomie triste, traits de la face gripés; loquacité, besoin de changer de place; idées sinistres, plus ordinairement au réveil; aussitôt elle se livre à toutes sortes de distractions, elle travaille, marche, cause beaucoup et plaisante ses compagnes. Sommeil très-léger; le plus léger bruit l'éveille en sursaut. Bains, boissons mucilagineuses, pédiluves matin et soir.

Le 14 août, menstrues peu abondantes, selles liquides et copieuses, légères coliques. Décoction blanche.

Le 17 août, toute excitation cesse et fait place à la tristesse. Madame N. s'éloigne de ses compagnes, parle peu, est triste, rêveuse, verse des larmes; douleurs d'estomac, et quelquefois sentiment de la faim. Odeur de soufre qui la suffoque; oppression, toux rare, sèche, surtout pendant la nuit. Constipation; idées de meurtre plus fréquentes et plus opiniâtres.

Eau de bourache, rhubarbe, opium. Rien ne fait cesser la gastralgie.

Après huit jours de cet état, madame est assez bien. L'état physique assez satisfaisant; aucune pensée fâcheuse ne trouble le bien-être qui donne l'espoir à la malade d'une guérison prochaine.

Le 24 septembre, madame N. reçoit son mari et sa fille avec joie ; elle prodigue à son enfant les caresses les plus tendres. Tout-à-coup elle aperçoit un instrument tranchant ; elle est aussitôt saisie du désir de s'en emparer et de commettre deux meurtres à la fois : elle ne surmonte cette horrible pensée que par la fuite. Au reste, la vue d'un couteau, de ciseaux, même d'une aiguille, réveille ce funeste désir.

Le 1er octobre, céphalalgie, maux d'estomac ; quelquefois regurgitation des alimens ; constipation ; les idées sinistres ont perdu de leur force, mais elles sont plus fréquentes, surtout le soir, alors que madame N. se livre aux distractions les plus capables de fixer son attention, telles que le jeu d'échecs.

Alternativement, bains généraux, petit lait de Weisse, pédiluves synapisés avant l'époque des règles.

Le 9 octobre, on apprend à madame N. que son enfant est malade ; elle s'inquiète : des nouvelles plus alarmantes lui parviennent ; elle conçoit un chagrin extrême ; elle répand fréquemment des larmes, demande sans cesse des nouvelles de son enfant : elle est au désespoir, et cependant elle éprouve un violent désir *de la poignarder, de l'étouffer dans ses bras*... Ce sont les expressions de cette malheureuse mère.

Le 26 octobre, huile de ricin, lavemens avec la teinture de digitale. Madame paraît mieux ; la cardialgie est moins intense, elle a plus de calme, elle a moins d'anxiété.

On lui annonce que son enfant est mieux. Que son départ est prochain, elle est très-sensible à ces nouvelles ; elle ne parle que du bonheur de rentrer chez elle après une absence de trois mois.

Le 28 octobre, on lui apprend que sa sortie est retardée, elle s'étonne elle-même du peu de chagrin que lui cause cette nouvelle contrariété.

Le 3 novembre, elle voit son mari. Le soir, elle est d'une gaîté excessive. *Quoi! disait-elle, avec tant de raison de chagrin, d'inquiétude, je suis d'une gaîté ridicule ;* et dans la nuit, tout-à-coup, inquiétude sur son état, sur la prolongation de son séjour ; elle verse des larmes, mais n'a point d'idées de meurtre.

Le 10 novembre, retour au calme, à la gaîté habituelle ; elle attend avec patience l'époque de sa rentrée dans sa famille ; sa santé physique est assez bonne, elle n'a pas d'idées sinistres depuis plusieurs semaines, et néanmoins elle craint de n'être pas guérie.

Le 24 novembre, elle sort de la maison ; on lui apprend la mort de l'enfant qu'elle voulait tuer : cette perte lui causa une vive et profonde douleur, sans altérer sa santé. Au moment où j'écris cette dame est très-bien portante.

Le docteur Barbier, directeur de l'école de Médecine d'Amiens, a rapporté à l'Académie royale de Médecine, l'année dernière, un fait analogue à celui qu'on vient de lire ; ce célèbre professeur a bien voulu me le communiquer, en me permettant de le publier.

« La nommée Marguerite Molliens, âgée de 24 ans, avait depuis plus de trois ans des douleurs dans l'épigastre avec un sentiment de flatuosités, et une douleur avec gonflement dans le côté droit de l'abdomen. Elle était aussi sujette à des céphalalgies, qui occupaient principalement le sommet de la tête, et qui donnaient lieu à des vertiges, à des bruissemens d'oreille, à des frémissemens dans l'intérieur du crâne, parfois à un trouble de la vision. Elle se plaignait fréquemment de douleurs dans la région diaphragmatique de la colonne épinière, avec palpitations de cœur, serrement de la gorge, tremblemens par accès des membres et de tout le corps, des secousses des bras, des jambes, même des doigts. »

« Cette femme eut un premier enfant qui n'a vécu que trois mois. Elle l'aimait bien et l'a beaucoup regretté. Elle accoucha, il y a neuf mois, d'un second enfant : l'accouchement fut très-heureux. Le cinquième jour elle put se lever et préparer elle-même le petit repas qui devait suivre le baptême de son enfant. Plusieurs personnes étaient invitées à cette cérémonie : on parla de l'événement rapporté par les journaux, de l'assassinat d'un enfant par la fille Cornier. Marguerite Molliens fut frappée fortement de cette horrible action : elle y pensa long-temps, et dit avoir craint dès ce moment qu'une pareille idée ne la poursuivît. Quelques efforts qu'elle fît les jours suivans pour chasser de son esprit le souvenir de ce malheur, il se reproduisait toujours ; il devenait une idée dominante. »

« Elle parut peu à peu se familiariser avec la pensée de tuer un enfant, de tuer même le sien ; le tenant nu sur ses genoux, le caressant avec une vive tendresse, cette pensée existait toujours malgré elle, en dépit de ses efforts pour la repousser. Un jour qu'elle se trouvait seule dans sa chambre, et qu'elle r'habillait son enfant, la pensée de le tuer s'empara d'elle, et devint bientôt comme un désir violent. Elle se retourne, aperçoit près d'elle sur une table un couteau de cuisine : son bras, dit-elle, se porta involontairement vers ce couteau; elle vit qu'elle n'était plus maîtresse d'elle-même ; elle se mit à crier au secours, à appeler ses voisines. On arrive, on se presse près d'elle; elle se calme dès qu'elle voit qu'on ne la laissera plus libre de faire ce que sa volonté condamnait, ce qu'une passion plus forte que cette dernière semblait commander. »

« Depuis cette époque, elle a souvent eu le même penchant ; ce n'est qu'en pleurant son malheur qu'elle avoue le dessein qu'elle a parfois de tuer son enfant. On l'a séparée de ce dernier, et le 21 juillet 1826 elle est entrée à l'Hôtel-Dieu d'Amiens. »

« Elle est saignée deux fois du pied : on lui applique quinze sangsues aux tempes. Comme elle a le ventre resserré, on lui administre par cuillerées un mélange d'huile de palma-christi et de sirop de capillaire ; pour boisson, une infusion sucrée de fleurs de tilleul. Elle a beaucoup d'appétit; on ne lui donne que la soupe et la tartine matin et soir. »

« On apporte à la malade son enfant tous les jours ; elle lui témoigne une vive tendresse, qui paraît bien sincère. Elle nous le montre au moment de la visite, et nous fait admirer sa beauté, son embonpoint, sa belle santé. »

« Du 24 juillet. Elle eut hier une forte céphalalgie avec chaleur dans toute la tête, des frémissemens dans la partie supérieure, un sentiment de froid à l'occiput; étourdissemens, éblouissemens. Appétit bon ; une selle ; elle a dormi la nuit. Ce matin elle se trouve mieux ;

son mal de tête n'a plus autant d'intensité; mais elle croît qu'il reviendra dans la journée. »

« Du 25. La céphalalgie est revenue hier avec les mêmes symptômes; la douleur était très-forte dans la région du pariétal gauche. Elle a eu des secousses dans les bras, avec des engourdissemens, des palpitations de cœur. La malade nous raconte que quand *ses mauvaises pensées* viennent, la céphalalgie se porte par derrière, qu'elle a alors de grands battemens dans l'épigastre, et qu'elle est brisée de ses membres. Il lui semble qu'elle va tomber par terre; il lui monte des sueurs. Ces accidens se renouvellent par accès. »

« Du 26. Mêmes phénomènes. »

« Du 27. Le mal de tête a été moindre. Marguerite Molliens a été moins tourmentée de ses mauvaises pensées. »

« Du 29. Elle a bien passé la journée d'hier, mais le matin elle a eu un grand mal de tête avec des étourdissemens. Elle se plaint aussi d'une douleur qui occupe la région dorsale de la colonne vertébrale; son sommeil a été agité. »

« Elle est sortie hier deux heures pour aller voir son enfant. »

« Du 30. Elle a bien dormi la nuit. Sa douleur dorsale existe encore. Elle se lie à une autre douleur dans l'épigastre. »

« Du 31. Elle est mieux; elle n'est plus poursuivie autant par son idée fixe. Elle a eu hier, toute l'après-midi, son enfant avec elle. »

« Du 5 août. Elle a encore eu hier la même pensée, le même dessein. Elle ne peut voir un couteau ouvert. Elle dit que quand cette pensée la saisit elle éprouve des douleurs dans la tête et dans l'épigastre, un état d'angoisse, des palpitations de cœur, et qu'il lui pousse une sueur; elle est comme transie. »

« Du 6 août. Elle pleure, se désole pendant la visite; elle déclare que depuis quelques jours son penchant renaît plus souvent. Elle ajoute que l'on ne conçoit pas tout ce qu'elle souffre; qu'elle aime son enfant avec passion, que cependant elle éprouve un désir violent de lui faire du mal. Saignée des bras, vésicatoire au bras, bain, potion opiacée, émulsion. »

« Du 15. Cette femme est mieux depuis quelques jours, elle est plus gaie; elle est sortie pour aller promener avec son enfant et une de ses parentes. Toujours céphalalgie, toujours douleurs épigastriques : ces accidens n'ont pas constamment la même intensité : ils augmentent comme par accès. Les mauvaises pensées de cette malade paraissent suivre l'état de la tête et des plexus nerveux épigastriques; elles deviennent plus fortes, elles sont plus entraînantes quand les douleurs encéphaliques et celles de l'épigastre sont plus prononcées. »

« Du 16. La malade est manifestement mieux : elle a peu de douleurs dans la tête et dans le creux de l'estomac. Elle s'ennuie à l'Hôtel-Dieu et sort. »

« Du 20. Cette femme est venue à l'Hôtel-Dieu le matin à l'heure de la visite. Son enfant n'est pas avec elle. Elle se trouve bien; elle ressent seulement un peu d'embarras dans l'abdomen. Elle a bien moins souvent ses accès de *transissement* et ses mauvaises pensées. »

« Cette femme s'est peu à peu rétablie : elle a cessé d'être tourmentée par le même penchant; elle est entrée en condition dans une maison, et paraît jouir d'une bonne santé. »

Un monsieur, âgé de 45 ans environ, habitant la campagne, ayant une fortune honorable, et jouissant d'une bonne santé, conduit par un jeune médecin, vint me consulter pendant le mois de juillet 1826. Il me donna lui-même les détails qu'on va lire. Rien n'annonçait en lui le plus léger désordre de sa raison ; il répondit avec précision à toutes mes questions qui furent nombreuses. Il avait lu l'acte d'accusation de la fille H. Cornier sans y faire une trop grande attention. Cependant pendant la nuit il est réveillé en sursaut par la pensée de tuer sa femme couchée à côté de lui. Il déserte son lit; mais depuis trois semaines cette même pensée s'est emparée de lui trois fois, toujours pendant la nuit. Le jour, beaucoup d'exercice, des occupations nombreuses habituelles le préservent de ce malheureux désir. Ce monsieur est d'une taille élevée, d'un embonpoint ordinaire; son teint est jaune, un peu coloré; il n'a jamais été malade et a toujours joui d'une très-bonne santé. Marié depuis vingt ans, il n'a jamais eu de chagrin domestique, ses affaires ont toujours prospéré; point de mécontentement, point de sujet de jalousie de la part de sa femme, qu'il aime, avec laquelle il n'a jamais eu la moindre discussion. *C'est une idée qui s'empare de moi pendant le sommeil.* Ce monsieur assure qu'il n'éprouve d'autre douleur physique qu'une légère céphalalgie : il est triste et chagrin d'un pareil état; il a quitté sa femme, craignant de succomber, et il est très-disposé à tout faire pour se guérir et se délivrer d'une pensée aussi affreuse.

Un paysan né à Krumbach, en Souabe, et de parens qui ne jouissaient pas de la meilleure santé, âgé de 27 ans et célibataire, était sujet, depuis l'âge de 8 ans, à de fréquens accès d'épilepsie. Depuis deux ans sa maladie a changé de caractère sans qu'on puisse en alléguer de raison : au lieu d'accès d'épilepsie, cet homme se trouve, depuis cette époque, attaqué d'un penchant irrésistible à commettre un meurtre. Il sent l'approche de son accès quelquefois plusieurs heures, quelquefois un jour entier avant son invasion. Du moment où il a ce pressentiment, il demande avec instances qu'on le garotte, qu'on le charge de chaînes pour l'empêcher de commettre un crime affreux. « Lorsque cela me prend, « dit-il, il faut que je tue, que j'étrangle; ne fût-ce « qu'un enfant. » Sa mère et son père, que du reste il chérit tendrement, seraient, dans ses accès, les premières victimes de son penchant au meurtre. « Ma « mère, s'écrie-t-il d'une voix terrible, sauve-toi, ou « il faut que je t'étouffe ! »

Avant l'accès il se plaint d'être accablé par le sommeil sans cependant pouvoir dormir; il se sent très-abattu et éprouve de légers mouvemens convulsifs dans les membres. Pendant les accès, il conserve le sentiment de sa propre existence; il sait parfaitement qu'en commettant un meurtre il se rendrait coupable d'un crime atroce. Lorsqu'on l'a mis hors d'état de nuire, il fait des contorsions et des grimaces effrayantes, tantôt chantant et tantôt parlant en vers. L'accès dure d'un à deux jours. L'accès fini, il s'écrie : « Déliez-moi : hé- « las! j'ai bien souffert; mais je m'en suis tiré heureu- « sement, puisque je n'ai tué personne. » (Gall.)

Un voiturier du baillage de Frunterdadt, qui avait

quitté sa famille en parfaite santé, a été subitement saisi d'un accès de folie furieuse sur la route, entre Aalen et Gémunde. Son premier acte de démence fut de se renfermer dans une écurie avec ses trois chevaux, auxquels il n'avait pas fait donner de fourrage ; ensuite, en partant, il n'attela que deux chevaux, et monta sur le troisième pour accompagner sa voiture. A Nogglingen il maltraita une femme ; à Unterlobengen il mit pied à terre, et marcha devant ses chevaux, une hache à la main. Sur la route de ce dernier endroit à Hussenhofen, le premier individu qu'il rencontra fut une femme à qui il donna quelques coups de hache, et la laissa étendue dans un fossé à côté du chemin. Ensuite il rencontra un garçon de 13 ans à qui il fendit la tête d'un coup de hache. Peu après il enfonça le crâne à un homme de 30 ans dont il répandit la cervelle sur le chemin ; et après avoir porté encore plusieurs coups à son cadavre, il laissa la hache et la voiture, et continua, ainsi désarmé, sa route vers Hussenhofen. Il trouva sur le chemin deux Juifs qu'il attaqua, et qui, après une courte lutte, lui échappèrent. Près de Hussenhofen il assaillit un paysan, qui se débattit en poussant des cris jusqu'à ce qu'il accourût plusieurs personnes qui le délivrèrent, lièrent le frénétique et le transportèrent à Gémunde. On le conduisit ensuite auprès des cadavres de ceux qu'il avait tués, et, à leur aspect, il dit : « Ce n'est pas moi, c'est « mon mauvais esprit qui a commis ces meurtres » (1).

S. Mounin, âgé de 30 ans, était épileptique ; il se livra à un petit commerce. Au retour d'une foire, sa mère le gronde sur un marché qu'elle croit désavan-

(1) *Aristarque français* du jeudi 13 avril 1820, qui l'a tiré du *Mercure de Souabe*, lequel garantit la réalité de ce fait.

tageux ; Mounin s'irrite, mais ne commet aucun excès. Dès le lendemain matin, après quelques accès de folie, il se sauva dans les champs, sans chapeau et sans chaussures ; et en quelques instans, et sans provocation, il tua successivement trois hommes ; on le poursuit, il se sauve, s'échappe, et fait tous ses efforts pour se soustraire aux poursuites ; enfin on l'arrête, il est conduit devant le magistrat. Mounin répond qu'il se rappelle bien les meurtres qu'il a commis ; qu'alors, il avait perdu la tête ; que depuis deux jours il était dans un état horrible, ne voyant que des tourbillons de feu et des objets effrayans. Il demande qu'on le fasse mourir, puisqu'il a fait tant de mal (1).

Nous nous arrêtons à ces faits ; on peut en lire un plus grand nombre dans les actes des tribunaux français et étrangers, dans les auteurs de médecine légale, etc.

De toutes les observations que nous avons rapportées on peut tirer les conséquences suivantes :

1° Ces observations peuvent se grouper en trois séries qui caractérisent les trois degrés de la monomanie-homicide.

Dans la première, les individus qui ont le désir de tuer sont mus par des motifs plus ou moins chimériques, plus ou moins contraires à la raison ; ils sont reconnus fous par tout le monde.

Dans la seconde série il n'y a point de motifs connus ; on ne peut en supposer ni d'imaginaires ni de réels, et les malheureux qui font le sujet de ces observations ont résisté ou échappé à leurs funestes impulsions.

Les faits qui entrent et que nous pourrions faire en-

(1) *Journal de Paris*, 17 février 1826.

trer dans la troisième série sont plus graves; l'impulsion a été plus forte que la volonté, quoiqu'elle fût sans motif; le meurtre a été commis.

Quelque différence que l'accomplissement du meurtre établisse entre les faits de cette dernière série et ceux qui appartiennent aux deux premières, nous allons voir qu'ils n'expriment que le plus haut degré d'une même affection; qu'ils ont, les uns et les autres, des traits frappans de ressemblance, plusieurs signes communs, et qu'ils ne diffèrent que par la violence de l'impulsion : de même qu'une inflammation n'en est pas moins la même maladie, qu'elle se termine par induration ou par suppuration, qu'elle tue ou qu'elle ne tue pas le malade.

2° Ces observations offrent la plus grande analogie avec ce qu'on observe dans les folies partielles ou les monomanies.

3° Enfin, on ne peut confondre les individus qui font l'objet de ces observations avec les criminels. L'homicide, lorsqu'ils ont eu le malheur de le commettre, ne ressemble nullement à un crime; car l'acte seul de tuer ne constitue pas une action criminelle.

Tous ou presque tous les individus dont nous venons de rapporter les observations étaient d'une constitution nerveuse, d'une grande susceptibilité; plusieurs avaient quelque chose de singulier dans le caractère, de bizarre dans l'esprit.

Tous, avant la manifestation du désir de tuer, étaient incapables de nuire; ils étaient doux, bons, honnêtes gens; quelques-uns étaient religieux.

Chez tous, comme chez les aliénés, on a remarqué un changement de la sensibilité physique et morale, de caractère, de manière de vivre, à moins que l'acte ait été accompli presque immédiatement après l'impulsion.

Chez tous il est facile de fixer l'époque du changement dont nous venons de parler; celle de l'explosion du mal, celle de sa cessation.

Des causes physiques ou morales assignables ont presque toujours déterminé cette affection. Dans deux cas cette affection était l'effet des efforts de la puberté; dans quatre le désir de tuer s'est manifesté après avoir entendu l'histoire d'une femme qui avait égorgé un enfant et séparé la tête du tronc. Cette puissance de l'imitation est une cause fréquente de folie. *Quelques individus*, dit M. Delaplace, *tiennent de leur organisation, ou de pernicieux exemples, des penchans funestes, qu'excite vivement le récit d'une action criminelle devenue l'objet de l'attention publique. Sous ce rapport, la publicité des crimes n'est pas sans danger.* (Sur les probabilités.)

Lorsque cet état a persisté assez long-temps, et que les individus dominés par l'impulsion au meurtre ont pu être observés, on a constaté que cet état, comme le délire chez les fous, était précédé et accompagné de céphalalgie, de maux d'estomac, de douleurs abdominales; que ces symptômes précédaient l'impulsion au meurtre, et qu'ils s'exaspéraient lorsque cette funeste impulsion était plus énergique.

La présence des objets choisis pour victimes, la vue des instrumens propres à accomplir cet horrible désir, réveillaient et augmentaient l'impulsion à l'homicide.

Presque tous ont fait des tentatives de suicide, tous

ont invoqué la mort, quelques-uns ont réclamé le supplice des criminels.

Aucuns des sujets de ces observations n'avait de motifs quelconques pour vouloir la mort de leurs victimes, qu'ils choisissaient ordinairement parmi les objets de leurs plus chères affections.

Pendant l'intermittence, ou lorsque le désir du meurtre a cessé, ces malheureux rendent compte des plus petits détails. Nul motif ne les excitait; ils étaient *entraînés*, disent-ils, *emportés*, *poussés par une idée*, *par quelque chose*, *par une voix intérieure*. Plusieurs disent n'avoir pas succombé, parce que leur raison a triomphé, ou parce qu'ils ont fui, ou éloigné les instrumens et les objets du meurtre.

Chez ces individus l'idée de tuer est une idée exclusive dont ils ne peuvent pas plus se débarrasser que les aliénés ne peuvent se défaire des idées qui les dominent.

Non-seulement les individus dont nous parlons ont entr'eux la plus grande ressemblance, et présentent les caractères de la monomanie; mais ils diffèrent essentiellement des criminels.

Les monomaniaques-homicides sont isolés, sans complices qui puissent les exciter par leurs conseils ou leurs exemples. Les criminels ont des camarades d'immoralité, de débauche, et ont ordinairement des complices.

Le criminel a toujours un motif; le meurtre n'est pour lui qu'un moyen; c'est pour satisfaire une passion plus ou moins criminelle. Presque toujours l'homicide se complique d'un autre acte coupable; le contraire a lieu dans la monomanie-homicide.

Le criminel choisit ses victimes parmi les personnes qui peuvent faire obstacle à ses desseins ou qui pourraient déposer contre lui.

Le monomaniaque immole des êtres qui lui sont in-indifférens, ou qui ont le malheur de se rencontrer sous ses pas au moment où il est saisi par l'idée du meurtre ; mais plus souvent il choisit ses victimes parmi les objets qui lui sont chers. Une mère tue son enfant, et non l'enfant de l'étranger ; un mari veut tuer sa femme, avec laquelle il a vécu dans la plus douce harmonie pendant vingt ans ; une fille veut tuer sa mère qu'elle adore. Cette horrible préférence ne s'observe-t-elle pas chez les aliénés ? n'est-elle pas une preuve évidente que ni la raison, ni le sentiment, ni la volonté n'ont dirigé le choix de la victime, et que par conséquent il y a eu perturbation des facultés qui président à nos déterminations.

A-t-il consommé le crime, le criminel se dérobe aux poursuites, se cache ; est-il pris, il nie, il a recours à toutes les ruses possibles pour en imposer ; s'il avoue son crime, c'est lorsqu'il est accablé sous le poids de la conviction, encore son aveu est-il accompagné de réticences ; le plus souvent il nie jusqu'à l'instant de subir la peine, espérant jusque-là échapper au glaive de la loi.

Lorsque le monomaniaque a accompli son désir, il n'a plus rien dans la pensée ; il a tué, tout est fini pour lui, le but est atteint. Après le meurtre, il est calme, il ne pense pas à se cacher. Quelquefois satisfait, il proclame ce qu'il vient de faire, et se rend chez le magistrat. Quelquefois, après la consommation du meurtre, il recouvre la raison, ses affections se réveillent ; il se désespère, invoque la mort; il veut se la donner. S'il est livré à la justice, il est morose, sombre; il n'use ni de dissimulation ni d'artifice; il révèle aussitôt avec calme et candeur les détails les plus secrets du meurtre.

Les différences entre les monomaniaques-homicides et les criminels sont trop tranchées, les ressemblances entre ces monomaniaques et les aliénés sont trop constantes pour qu'on puisse confondre les monomaniaques avec les criminels. On ne peut les séparer des aliénés, qui ont un délire partiel et fixe.

Mais, objectera-t-on, vos monomaniaques qui résistent à leur impulsion prouvent que ceux qui succombent sont criminels, puisqu'ils n'ont pas assez combattu pour triompher. Quoi! il faudra attendre qu'un maniaque ait commis des actes de fureur avant de reconnaître qu'il est fou? Est-ce que la folie, comme les autres maladies, n'a pas de degrés différens? est-ce qu'il n'y a pas des fous qui sont calmes, très-innocens, et des fous très-impétueux et très-dangereux? N'y a-t-il pas des aliénés qui cèdent, au moins pour quelques instans, aux raisonnemens, aux efforts de l'amitié et à une autorité imposante, et d'autres qui sont inébranlables dans leur conviction et inaccessibles à tout moyen de persuasion? N'y a-t-il pas des monomaniaques qui luttent pendant plusieurs années contre le désir de se tuer, et d'autres qui se tuent dès qu'ils en ont conçu la pensée? J'ai donné des soins à un général qui est âgé de quatre-vingt-quatre ans, et qui, depuis l'âge de vingt-cinq, lutte contre le désir de se tuer. Ce désir ne le quittait pas à l'armée, lorsqu'il commandait sa brigade. Quoi! un individu est ruiné, tout-à-coup il se croit très-riche! Il est fou, dites-vous, parce qu'il ne juge pas de sa position comme les autres hommes. Un étudiant se persuade qu'avec deux chevaux il déplacera l'église de Sainte-Geneviève pour la porter ailleurs. Vous le prenez pour fou, parce qu'il juge mal des rapports entre la résistance de ce vaste monument et la force de deux chevaux. Un troisième voit des ennemis partout, et vous le croyez fou, parce qu'il apprécie mal sa position; car rien ne manque pour son bonheur et il n'a point d'ennemis. Et vous croyez raisonnable cette mère qui adore son enfant, et qui cependant lui plonge le poignard dans le sein! Il n'y aurait pas chez cette malheureuse quelqu'altération, non-seulement de la sensibilité, mais aussi de l'intelligence, alors que, malgré sa tendresse, malgré l'horreur que lui inspire son désir, elle prépare et donne la mort à son enfant aimé! Une pareille perversion serait un état normal ou naturel! Attendez que la raison soit rétablie, et cette malheureuse mère jugera aussi bien que vous de toute l'horreur du meurtre qu'elle a failli commettre ou qu'elle a commis. Cette mère sent-elle, agit-elle comme elle sentait, comme elle agissait avant d'être tombée dans cet horrible état, comme sentent et agissent les autres mères? Non, sans doute. Quelle meilleure preuve de folie exigez-vous? Mais, objecte-t-on, si le meurtre dépend de la force d'impulsion, il n'y a plus de libre-arbitre. Vraiment oui; puisqu'il y a délire, il n'y a plus de liberté morale, et le meurtrier n'est plus responsable. — Mais ce meurtrier raisonne, est prévoyant. — Lisez les traités de la folie, venez dans nos hôpitaux de fous, et vous y verrez des aliénés qui parlent très-sensément, qui tiennent des discours très-suivis, qui discutent sur des matières très-difficiles, qui ourdissent un complot avec beaucoup de finesse, mais dont les actions sont toutes désordonnées, dont les affections sont perverties, qui sont dangereux pour les autres et pour eux-mêmes s'ils sont rendus à la liberté. M. Pinel nous parle de sa surprise lorsqu'il eut vu des fous très-dangereux qui ne déraisonnaient pas; et Hippocrate avait averti les praticiens qu'il n'est pas toujours nécessaire qu'il y ait désordre de l'intelligence dans le délire, qu'il suffit que les caractères, les goûts des malades aient changé; qu'il suffit qu'ils repoussent avec obstination les secours qu'on leur prodigue pour qu'ils soient délirans.

Sans doute il est des cas très-difficiles; mais cette difficulté augmente parce qu'on ne s'arrête qu'à une circonstance d'après laquelle on veut caractériser la criminalité de l'acte. Dans tel cas, dit-on, il y a culpabilité, puisqu'il y a eu préméditation; mais il est des faits innombrables qui prouvent que les fous conservent la conscience de ce qu'ils font, et qu'ils prennent toutes leurs précautions pour réussir; mais ce malheureux dont la préméditation est prouvée par ses aveux, était un homme probe, vertueux; il veut tuer ou bien il a tué sans motif connu ou même supposable, il a tué sa femme qu'il adore; le meurtre accompli, il va se livrer au juge.

Une femme tue un enfant qui lui est étranger; mais depuis long-temps elle est devenue triste, mélancolique, elle a fait des tentatives de suicide; frappée de stupeur après l'accomplissement du meurtre, elle reste auprès de la victime, dévoile toutes les particularités d'un meurtre commis sans motifs aucuns et sans qu'on puisse en soupçonner.

C'est un homme qui n'avait manifesté aucun sentiment pervers, qui tout-à-coup tue sans motifs plusieurs personnes; qui, recouvrant sa raison, sent toute l'horreur de l'acte qu'il a commis, et qui, loin de s'excuser, reconnaît qu'il est coupable et demande à être délivré de la vie pour échapper à ses remords. Ces trois individus sont évidemment fous. C'est donc de l'ensemble et de l'appréciation des circonstances qui ont précédé, accompagné et suivi l'homicide que naît la conviction de la non culpabilité de celui qui l'a commis.

De tous les faits qui précèdent, de la discussion qu'ils ont fait naître, nous croyons pouvoir conclure :

Qu'il existe une monomanie homicide, tantôt avec aberration de l'entendement, tantôt avec perversion ou abolition des facultés affectives; que dans les deux cas l'homme est privé de sa liberté morale.

Qu'il existe des signes caractéristiques de cette espèce de folie, et qu'il est possible de distinguer les monomaniaques des criminels, au moins dans le plus grand nombre des cas.

A Dieu ne plaise que, fauteurs du matérialisme et du fatalisme, nous voulions créer ou défendre des théories subversives de la morale, de la société et de la religion. Nous ne prétendons pas nous constituer les défenseurs du crime, et transformer les grand attentats en accès de folie; mais nous ne croyons pas que la doctrine de la monomanie ne soit autre chose que le crime excusé par le crime même. Ce mot *monomanie*, nous l'avons déjà dit, n'est ni un système ni une théorie; c'est l'expression d'un fait observé par les médecins de tous les temps.

Nous n'avons eu, dans cette longue note, d'autre vue que de présenter quelques observations, quelques réflexions sur un état peu connu, non-seulement des personnes étrangères à la médecine, mais encore des médecins, afin d'appeler l'attention des juges et du législateur sur quelques actes qui seraient des crimes horribles s'ils n'étaient accomplis par des malheureux privés d'une partie de leur raison, par conséquent de leur libre arbitre.

Ces conséquences peuvent paraître étranges aujourd'hui ; un jour, nous l'espérons, elles deviendront des vérités vulgaires. Quel est le juge aujourd'hui qui condamnerait au bûcher un insensé ou un fripon conduit devant son tribunal pour cause de magie ou de sorcellerie. Il y a long-temps que les magistrats font conduire dans les maisons de fous les sorciers, lorsqu'ils ne les font pas punir comme escrocs.

Au reste, ce n'est pas la première fois que les médecins, plus exercés que les autres hommes à observer les infirmités humaines, ont éclairé la justice sur les altérations de l'esprit et du cœur de prétendus coupables. A la fin du XVe siècle, Marescot, Riolan et Duret, chargés d'examiner Marthe Brossier, accusée de sorcellerie, terminèrent leur rapport par ces mots mémorables : *Nihil a demone ; multa ficta, à morbo pauca.* Cette décision servit depuis de règle aux juges qui eurent à prononcer sur le sort des sorciers et des magiciens. Nous, nous dirons, en caractérisant le meurtre des monomaniaques-homicides : *Nihil a crimine, nulla ficta, à morbo tota.*

DE L'IMPRIMERIE DE THUAU, CLOÎTRE SAINT-BENOÎT, Nº 4.

www.ingramcontent.com/pod-product-compliance
Ingram Content Group UK Ltd.
Pitfield, Milton Keynes, MK11 3LW, UK
UKHW021945260726
13994UKWH00004B/1536

9 782329 126098